43 Ricette Per Migliorare La Vista:

Nutri Il Tuo Corpo Di Alimenti Ricchi Di Vitamine Che Ti Aiuteranno A Rafforzare La Vista Oltre Che Prevenirne La Perdita

Di

Joe Correa CSN

COPYRIGHT

Questa pubblicazione è stata ideata per fornire informazioni autorevoli ed accurate sull'argomento al quale è dedicata. E' messa in vendita con la piena consapevolezza che né l'autore, né l'editore intendono offrire consulenze di tipo medico. Se necessitate di consulenza sanitaria, consultate il vostro medico. Questo libro deve essere considerato come una guida e non deve essere usato in modo da recare danno, in qualsiasi modo, alla vostra salute. Consultate un medico prima di iniziare questo piano nutrizionale ed accertatevi che sia giusto per voi.

RINGRAZIAMENTI

Questo libro è dedicato a tutti i miei amici e famigliari che hanno avuto problemi di salute, sia leggeri che gravi, affinché possano trovare i rimedi giusti ed effettuare i necessari cambiamenti nella propria vita.

43 Ricette Per Migliorare La Vista:

Nutri Il Tuo Corpo Di Alimenti Ricchi Di Vitamine Che Ti Aiuteranno A Rafforzare La Vista Oltre Che Prevenirne La Perdita

Di

Joe Correa CSN

INDICE

SULL'AUTORE

Dopo anni di ricerca, sono sinceramente convinto degli effetti positivi che una corretta alimentazione può avere sul corpo e sulla mente. La mia formazione e la mia esperienza mi hanno aiutato a vivere in maniera più sana nel corso degli anni, e quello che ho imparato l'ho condiviso con la mia famiglia e con gli amici. Quanto più sarete informati sui benefici dell'alimentarsi e del bere in maniera sana, tanto più sarete invogliati a cambiare la vostra vita e le vostre abitudini alimentari.

L'alimentazione è una parte fondamentale per raggiungere l'obiettivo di una vita sana e longeva, perciò iniziate da subito. Il primo passo è il più importante ed il più significativo.

INTRODUZIONE

43 Ricette Per Migliorare La Vista: Nutri Il Tuo Corpo Di Alimenti Ricchi Di Vitamine Che Ti Aiuteranno A Rafforzare La Vista Oltre Che Prevenirne La Perdita

Di Joe Correa CSN

Vi è mai capitato di trovarvi al supermercato o per strada e di non riuscire a leggere le etichette dei prodotti o i segnali stradali? Prima o poi questo accade a ciascuno di noi. Perdere la vista è un normale processo dell'invecchiamento e molte persone non vi prestano particolare attenzione. Solo poche generazioni fa gli occhiali erano una caratteristica soltanto degli anziani, ma i tempi stanno cambiando e persone sempre più giovani hanno problemi di calo della vista. Lo stile di vita moderno, che richiede l'uso di telefoni cellulari e computer, insieme alla mancanza di esercizio fisico e di una alimentazione appropriata rende sempre più difficile mantenere sani i propri occhi. Ciò non significa che si dovrà accettare di vedere sfocato quando si vuole leggere qualcosa. Fare più esercizi all'aria aperta e nutrirsi meglio può migliorare la vista e prevenirne il calo negli anni futuri. Questo libro vi aiuterà ad avere cura della vostra alimentazione per proteggere i vostri occhi fornendovi le migliori ricette specifiche per favorire la vista che voi possiate trovare.

E' innegabile che il nostro lavoro si svolga principalmente davanti ai computer, e ciò avviene ogni giorno per almeno 8 ore, ma possiamo fare del nostro meglio per aiutare il nostro corpo a guarire attraverso l'alimentazione. La vista è un dono prezioso ed insostituibile ed è per questo che l'argomento è da prendere seriamente.

La prima cosa che dovreste fare è quella di evitare di stare inutilmente davanti alla tv o ad altri strumenti elettronici. E' ormai provato il fatto che danneggiano gli occhi e rappresentano il primo motivo di perdita della vista. Anziché trascorrere tutto il pomeriggio davanti alla televisione, uscite a portare a spasso il vostro cane o a godervi una bella corsa.

Alcuni semplici cambiamenti nella vostra dieta possono portare a cambiamenti significativi della vostra salute. Ippocrate ebbe a dire: "che il cibo sia la vostra medicina e che la medicina sia il vostro cibo." Ed è vero! Una alimentazione appropriata è il sistema più facile per prevenire i problemi di vista e molte altre malattie e disturbi. La sua influenza sulla vista è spesso ingiustamente trascurata poiché molte persone ritengono che questi problemi siano dovuti al troppo tempo trascorso al computer o utilizzando i cellulari. Questo è vero, ma, come per ogni altra cosa, si può fare davvero molto per favorire la guarigione del vostro corpo dall'interno e per il suo rafforzamento dall'esterno. La mancanza di elementi nutritivi nella prima infanzia è stata dimostrata come la causa di problemi di vista in età adulta. Ciò significa che si può fare molto per aiutare noi stessi e la nostra famiglia a prevenire questi problemi fin da subito.

Questo libro di ricette contiene la descrizione di piatti deliziosi, realizzati esattamente con quegli ingredienti che vi aiuteranno a tenere sotto controllo la salute dei vostri occhi. Le verdure come le carote, gli spinaci, il cavolo e altre verdure a foglia verde, sono antiossidanti naturali che favoriranno il nutrimento dei vostri occhi e più in generale miglioreranno la vostra salute.

I legumi, d'altra parte, sono ricchi di prezioso zinco, mentre i fagioli sono una perfetta fonte di bioflavonoidi, che prevengono e abbassano il rischio di complicazioni per la salute degli occhi.

Gli acidi grassi Omega-3 si trovano nei pesci come il salmone, lo sgombro ed il tonno. Gli omega sono davvero una delle migliori medicine che si possano trovare nel cibo, ma quando li associamo a un elevato contenuto di vitamina A, ad es. il salmone con le carote, creiamo una grande combinazione di agenti nutrizionali benefici per i nostri occhi.

Tutte le verdure arancioni, rosse e gialle contengono un grande quantitativo di carotenoidi, uno degli elementi principali per la salute degli occhi. Ecco perché ho raccolto molte ricette a base di pomodori, patate dolci, carote e peperoni. Queste ricette sono sane e gustose ma al contempo svolgeranno un ruolo importante per la protezione dei vostri occhi.

Spero davvero che possiate trovare questo libro utile per l'intera famiglia. La vista è un dono prezioso, non sprecatelo!

43 RICETTE PER MIGLIORARE LA VISTA: NUTRI IL TUO CORPO DI ALIMENTI RICCHI DI VITAMINE CHE TI AIUTERANNO A RAFFORZARE LA VISTA OLTRE CHE PREVENIRNE LA PERDITA

1. Salmone con carote

Ingredienti:

450gr di filetti di salmone, senza pelle e senza lische

4 grandi carote, affettate

1 tazza di spinaci tritati

2 cucchiai di succo di limone

3 cucchiai di olio d'oliva

3 spicchi d'aglio tritati

½ cucchiaino di sale

¼ cucchiaino di pepe nero macinato

1 cucchiaio di aceto balsamico

1 cucchiaio di rosmarino fresco, tritato finemente

Preparazione:

Riscaldare il forno a 180 gradi.

Unire l'aceto, 2 cucchiai di olio, il succo di limone, il rosmarino, il sale ed il pepe in una grande ciotola di vetro. Aggiungere la carne ed amalgamare bene. Mettere in frigorifero per 15 minuti per consentire ai sapori di penetrare nella carne.

Mettere un po' di carta da forno su una grande teglia. Stendere le fette di carota e l'aglio sotto e sopra la la carne. Mettere in forno e cuocere per 15 minuti, o fino a cottura ultimata. Togliere dal forno e servire con spicchi di limone o rosmarino in base al vostro gusto.

Valori nutrizionali per porzione: Kcal: 280, Proteine: 23.1g, Carboidrati: 8.9g, Grassi: 17.7g

2.   Insalata all'arancia

Ingredienti:

4 grandi arance, tagliate

2 tazze di lattuga romana, tagliata

¼ di tazza di uvetta

2 mele di medie dimensioni grattugiate

1 carota di medie dimensioni, affettata

1 tazza di yogurt greco

1 cucchiaio di succo di limone

½ cucchiaino di sale

¼ cucchiaino di pepe di Cayenna macinato

Preparazione:

Unire lo yogurt, il succo di limone, il sale ed il pepe in una terrina. Mescolare ed amalgamare, mettere da parte.

Unire le arance, la lattuga, le mele, le carote e l'uvetta in una ciotola di insalata. Mescolare bene e condire con la marinata. Mescolare di nuovo e mettere in frigo per 30 minuti. Cospargere con menta fresca prima di servire.

Valori nutrizionali per porzione: Kcal: 147, Proteine: 5,1 g, carboidrati: 32.4g, Grassi: 1,0 g

3.   Pasta verde

Ingredienti:

450gr di broccoli tritati

450gr di pasta, cotta

½ tazza di succo di limone, appena spremuto

2 cucchiai di basilico fresco, tritato finemente

3 spicchi d'aglio, tritati

½ tazza di mandorle, tritate a grandi prezzi

Preparazione:

Cuocere la pasta seguendo le istruzioni sulla confezione. Togliere dal fuoco e colare bene. Accantonare.

Mettere le cipolle e l'aglio in una larga padella antiaderente ad una temperatura medio-alta. Saltare in padella per 3 minuti e poi aggiungere i broccoli e 1 tazza di acqua. Cuocere per 10 minuti o finché i broccoli sono teneri. Aggiungere ora la pasta, il succo di limone, ed il basilico. Cospargere con un po' di sale e pepe a piacere. Aggiungere ancora una tazza di acqua e ridurre il calore. Coprire con un coperchio e cuocere fino che il liquido evapora. Togliere dal fuoco, cospargere con le mandorle prima di servire.

Valori nutrizionali per porzione: Kcal: 356, Proteine: 15.1g, Carboidrati: 58.9g, Grassi: 7.4g

4.   Veloce pudding alle mandorle

Ingredienti:

¾ di tazza di mandorle tritate

1/4 di tazza di cocco, grattugiato

¾ di tazza di bacche di goji

1 tazza di latte di cocco

½ tazza di acqua

1 cucchiaino di estratto di vaniglia

1 cucchiaino di scorza d'arancia

1 cucchiaio di amido di mais

Preparazione:

Unire l'amido di mais, l'estratto di vaniglia, la scorza d'arancia ed il latte di cocco in un contenitore profondo. Far cuocere per circa 10-15 minuti a bassa temperatura. Togliere dal fuoco e lasciate raffreddare per un po'.

Nel frattempo, mettere le mandorle, la noce di cocco grattugiata, le bacche di Goji e l'acqua in un frullatore e frullare per 2 minuti. Aggiungere il composto di amido di mais ed il cocco grattugiato e mescolare per altri 1-2 minuti.

Versare il composto in piccole ciotole. Lasciat riposare in frigorifero per qualche ora prima di servire.

Valori nutrizionali per porzione: Kcal: 360, Proteine: 7.1g, Carboidrati: 13.3g, Grassi: 33.2g

5.   Ali di pollo con salsa alla curcuma

Ingredienti:

450gr di ali di pollo, senza pelle

1 tazza di latte di mandorla

1 cucchiaio di olio di cocco

2 cucchiai di farina di mandorle

1 cucchiaino di curcuma, macinata

¼ di tazza di olio d'oliva

½ cucchiaino di rosmarino essiccato, tritato finemente

¼ cucchiaino di pepe rosso, macinato

1 cucchiaio di aglio, macinato

Preparazione:

Riscaldare il forno a 150 gradi.

Unire il rosmarino, il peperoncino, l'aglio e l'olio d'oliva in una grande ciotola. Ricoprire le ali di pollo con la marinata e lasciar riposare per circa 30 minuti.

Nel frattempo, far sciogliere l'olio di cocco in una grande casseruola antiaderente. Aggiungere la farina di mandorle e mescolare per qualche minuto. Togliere dal fuoco e mantecare con la curcuma ed il latte di mandorla. Mettere di nuovo sul fuoco e cuocere per circa 7-10 minuti ad una temperatura medio-alta.

Togliere le ali di pollo dalla marinata e disporle su una teglia da forno. Cuocere, senza coprire, per circa 20 minuti. Togliere dal forno, versare la salsa di curcuma sopra la carne e cuocere per altri cinque minuti. Servire con verdure a vostra scelta.

Valori nutrizionali per porzione: Kcal: 513, Proteine: 34.8g, Carboidrati: 8.0g, Grassi: 38.8g

6.   Insalata di fagioli bianchi

Ingredienti:

4 tazze di fagioli bianchi, precotti

5 cipolle medie, tagliate a dadini

2 tazze di lattuga romana, tritata

2 pomodori grandi, tagliati a dadini

2 cucchiai di aceto balsamico

2 cucchiai di olio extravergine d'oliva

2 carote medie, tritate

¼ tazza di coriandolo, tritato

2 cucchiai di succo di limone

2 spicchi d'aglio, tritati

1 cucchiaino di cumino, macinato

1 cucchiaino di sale da cucina

½ cucchiaino di pepe nero macinato

¼ cucchiaino di pepe di Cayenna, macinato

Preparazione:

In una terrina unire il succo di limone, l'aceto, l'olio, il coriandolo, il cumino, l'aglio, il sale, il pepe ed il pepe di cayenna. Mescolare bene e mettere da parte per consentire ai sapori di amalgamarsi.

Mettere i fagioli in una pentola di acqua bollente. Cuocere fino a quando si ammorbidiscono e togliere dal fuoco. Colarli bene e trasferirli in una ciotola di insalata. Aggiungervi la lattuga, i pomodori e le carote. Irrorare con la marinata e mescolate bene per amalgamare. Mettete in frigorifero per 10 minuti prima di servire.

Valori nutrizionali per porzione: Kcal: 332, Proteine: 20.1g, Carboidrati: 57.2g, Grassi: 3.7g

7.   Bistecca di vitello con salsa al pepe rosso

Ingredienti:

450gr di bistecche di vitello, disossate

3 peperoni rossi, tritati

3 cucchiai di olio d'oliva

4 spicchi d'aglio, tritati

1 piccola cipolla, pelata e tritata

1 cucchiaino di rosmarino essiccato, tritato finemente

½ tazza di acqua

Spray da forno

Preparazione:

Riscaldare il forno a 180 gradi.

Ricoprire lievemente una teglia con spray da forno antiaderente. Mettere la carne nella teglia e cuocere per 60 minuti. Togliere dal forno.

Riscaldare l'olio in una grande casseruola antiaderente ad una temperatura medio-alta. Aggiungere l'aglio e la cipolla e soffriggere per 5 minuti fino a che si ammorbidisce.

Aggiungere i peperoni, il rosmarino e ½ tazza di acqua (si può aggiungere un po' più di acqua se la salsa è troppo densa). Portare ad ebollizione e abbassare la fiamma al minimo. Far cuocere per circa 10-15 minuti. Trasferire in un piatto di portata.

Versare la salsa al pepe sopra le bistecche e servire.

Valori nutrizionali per porzione: Kcal: 264, Proteine: 24.9g, Carboidrati: 7,7 g, Grassi: 14.9g

8.   Patate tagine dolci

Ingredienti:

4 pomodorini tritati

1 cipolla di medie dimensioni, affettata

1 zucchina di medie dimensioni, tritata

1 tazza di albicocche secche

2 cucchiai di olio d'oliva

½ cucchiaino di sale da cucina

2 piccole carote, tagliate a fette nel senso della lunghezza

2 spicchi d'aglio, tritati

2 cucchiai di zenzero, tritato

1 cucchiaino di cumino, macinato

1 cucchiaino di cannella, macinata

¼ cucchiaino di curcuma, macinata

½ tazza di acqua

2 tazze di patate dolci, sbucciate e tagliate a pezzetti

2 cucchiai di succo di limone, appena spremuto

1 tazza di carote in scatola, precotte e tritate

Preparazione:

Riscaldare l'olio d'oliva in una grande casseruola ad una temperatura medio-alta. Aggiungere le cipolle ed il sale. Saltare in padella per 5 minuti, o fino a che si ammorbidiscono. Aggiungere le carote e friggere per altri 5 minuti.

Aggiungere ora le spezie ed aumentare il calore. Mescolare bene e aggiungere i pomodori, le zucchine e le albicocche. Versare in acqua e portare ad ebollizione. Coprire e ridurre il calore. Cuocete a fuoco lento per circa 20 minuti.

Aggiungere le patate dolci e il succo di limone. Cuocere senza coprire fino a quando le patate sono cotte e l'acqua evapora. Servire con una carota cotta.

Valori nutrizionali per porzione: Kcal: 138, Proteine: 2.5g, Carboidrati: 23.7g, Grassi: 4.6g

9.   Frullato di arance e carote

Ingredienti:

2 grandi arance, pelate e tritate

2 carote medie tagliate a fette

1 tazza di yogurt greco

2 cucchiai di miele

1 cucchiaio di semi di lino

1 cucchiaino di menta secca, macinata

Preparazione:

Unire le arance, le carote, lo yogurt, il miele ed semi di lino in un frullatore. Frullare fino ad ottenere un composto piacevolmente liscio e trasferire nei bicchieri di portata. Mettete in frigorifero per 30 minuti e guarnire con la menta prima di servire.

Valori nutrizionali per porzione: Kcal: 155, Proteine: 5,3 g, carboidrati: 32.0g, Grassi: 1,6 g

10. Funghi al forno con salsa di pomodoro

Ingredienti:

1 tazza di funghi champignon, tritati

1 grosso pomodoro tagliato a dadini,

3 cucchiai di olio d'oliva

2 spicchi d'aglio,

1 cucchiaio di basilico fresco, tritato finemente

½ cucchiaino di sale

¼ cucchiaino di pepe nero macinato

Preparazione:

Riscaldare il forno a 150 gradi

Lavare e pelare il pomodoro. Tagliare in piccoli pezzi. Tritare l'aglio e mescolarlo con il pomodoro e il basilico fresco.

Riscaldare l'olio d'oliva in una casseruola antiaderente ad una temperatura medio-bassa. Aggiungere il pomodoro e ¼ di tazza di acqua. Cuocere per circa 15 minuti mescolando continuamente, o fino a quando l'acqua evapora. Togliere dal fuoco.

Lavare e colare i funghi. Metterli in una piccola pirofila e versarvi sopra la salsa di pomodoro. Aggiungere sale e pepe a piacere.

Cuocere in forno per circa 10-15 minuti, o fino a cottura ultimata. Togliere dal forno e servire.

Valori nutrizionali per porzione: Kcal: 205, Proteine: 2.0g, carboidrati: 4.9g, Grassi: 21.3g

11. Frittata al formaggio e alle verdure

Ingredienti:

¼ di tazza di formaggio Cheddar, sbriciolato

1 tazza di porri, tritati a grandi pezzi

2 grossi pomodori tritati,

1 tazza di spinaci, tritati

4 grandi uova

1 piccolo avocado, affettato

¼ di tazza di prezzemolo fresco, tritato

Spray da forno di olio vegetale

½ cucchiaino di sale

¼ cucchiaino di pepe

Preparazione:

Spruzzare dell'olio in una padella media e riscaldare ad una temperatura medio-alta. Aggiungere i porri e cuocere circa 4-5 minuti, o fino a quando si ammorbidiscono. Aggiungere i pomodori e gli spinaci tritati e cuocere per altri 4-5 minuti, fino a quando il liquido evapora e le verdure si ammorbidiscono.

Nel frattempo, sbattere le uova ed il formaggio in una ciotola media. Cospargere di sale e versare il composto in padella. Mescolare bene con le verdure e cuocere per circa 3 minuti, mescolando continuamente.

Togliere dalla padella e servire con fette di avocado. Cospargete di prezzemolo fresco.

Valori nutrizionali per porzione: Kcal: 237, Proteine: 10.5g, Carboidrati: 12.1g, Grassi: 17.6g

12. Cannoli alla vaniglia

Ingredienti:

1 tazza di farina di mandorle

2 cucchiai di farina di cocco

1 cucchiaino di bicarbonato di sodio

2 cucchiaini di estratto di vaniglia

2 cucchiai di olio di cocco

2 uova di gallina ruspante

¼ di tazza di prugne secche, tritate finemente

¼ di tazza di mandorle, macinate

1 cucchiaino di cannella, macinata

Preparazione:

Riscaldare il forno a 165 gradi.

Mescolare la farina di mandorle, la farina di cocco, il bicarbonato e l'estratto di vaniglia. Aggiungere le uova e l'olio di cocco. Sbattere e impastare fino ad ottenere un impasto omogeneo. Mettere da parte.

In un'altra ciotola, unire le prugne, le mandorle tritate e la cannella. Mescolare bene.

Trasferire l'impasto su una teglia da forno. Arrotolare e cospargere con la miscela di prugna. Tagliare in 7 pezzi uguali e lasciar riposare in frigorifero per circa 20 minuti prima della cottura.

Cuocere gli involtini per circa 10 minuti, o fino a quando prendono un bel colore dorato.

Servire caldi.

Valori nutrizionali per porzione: Kcal: 160, Proteine: 4.3g, Carboidrati: 19.0g, Grassi: 7,5 g

13. Grano saraceno con mirtilli rossi

Ingredienti:

1 tazza di mirtilli freschi

1 tazze di semola di grano saraceno

1 mela di medie dimensioni, pelata e affettata

1 tazza di yogurt greco

3 albumi d'uovo

½ tazza di sciroppo d'acero

Preparazione:

Riscaldare il forno a 175 gradi.

Stendere la semola di grano saraceno su una teglia da forno e tostare per circa 5-6 minuti. Deve prendere un bel colore brunito.

Lessare i mirtilli ad una temperatura elevata. Cuocerli fino a farli scoppiare. Aggiungere la semola di grano saraceno tostata, l'albume d'uovo, le fette di mela, e mescolare bene. Cuocere per altri 7 minuti, o fino a quando la semola di grano saraceno sono cotte. Mescolare lo sciroppo d'acero. Togliere dal fuoco e lasciate riposare per 10 minuti.

Guarnire con yogurt e servire.

Valori nutrizionali per porzione: Kcal: 375, Proteine: 12.7g, Carboidrati: 78.8g, Grassi: 2.3g

14. Braciole d'agnello con fagiolini

Ingredienti:

500gr di costolette di agnello

500gr di fagiolini, precotti

2 cucchiai di prezzemolo fresco tritato

3 cucchiai di olio d'oliva

2 spicchi d'aglio, tritati

2 cucchiai di rosmarino tritato

½ cucchiaino di pepe rosso, macinato

½ cucchiaino di sale

¼ cucchiaino di pepe nero macinato

Preparazione:

Mettere i fagioli in una grande padella antiaderente e versarvi acqua sufficiente per coprire tutto. Cospargere con un po' di sale e portare ad ebollizione. Coprire ora con un coperchio e ridurre la fiamma al minimo. Cuocere fino a quando i fagioli si ammorbidiscono. Togliere dal fuoco e colare bene. Trasferire i fagioli in una grande ciotola, ed aggiungere 1 cucchiaio di olio d'oliva. Mescolare bene e mettere da parte.

Unire il prezzemolo, l'aglio, il peperoncino, il rosmarino, ed 1 cucchiaio di olio in un grande contenitore di vetro.

Disporvi la carne e ricoprire bene con la miscela preparata.

Riscaldare l'olio rimanente in una padella antiaderente ad una temperatura medio-alta. Far cuocere per circa 5-6 minuti su ogni lato, o fino a che la carne è dorata. Togliere dal fuoco e servire con i fagiolini.

Valori nutrizionali per porzione: Kcal: 298, Proteine: 34.1g, Carboidrati: 9.5g, Grassi: 13,9 g

15. Riso vegetariano

Ingredienti:

1 tazza di couscous, crudo

2 grandi carote, affettate

½ cucchiaino di rosmarino essiccato, tritato finemente

½ tazza di olive verdi, snocciolate

1 cucchiaio di succo di limone

1 cucchiaio di succo d'arancia

1 cucchiaio di scorza d'arancia

4 cucchiai di olio d'oliva

½ cucchiaino di sale

Preparazione:

Lavare e sbucciare le carote. Tagliare a fettine sottili. Riscaldare 2 cucchiai di olio d'oliva in una grande casseruola antiaderente ad una temperatura medio-alta. Aggiungere le carote e cuocere per circa 10-15 minuti, o fino a quando si ammorbidiscono. Mescolare continuamente.

Aggiungere il rosmarino, le olive ed il succo d'arancia. Mescolare bene. Continuare la cottura per 3 minuti, mescolando ogni tanto.

Unire il succo di limone in 1 tazza di acqua. Aggiungere il composto in una pentola e mescolare con l'olio d'oliva rimanente, la scorza di arancia e il sale. Portare ad ebollizione e aggiungere il couscous. Togliere dal fuoco e lasciare riposare per circa 15 minuti.

Versare le due miscele in una grande ciotola e mescolate bene con un cucchiaio. Servire.

Valori nutrizionali per porzione: Kcal: 443, Proteine: 8.4g, Carboidrati: 53.5g, Grassi: 22.6g

16.   Quiche con broccoli e spinaci

Ingredienti:

230gr di broccoli, tritati

230gr di spinaci tritati

1 tazza di formaggio cheddar, sbriciolato

¼ di tazza di panna

1 tazza di mozzarella, tagliuzzato

6 grandi uova

1 cucchiaino di senape secca

1 cucchiaio di aneto tritato finemente

½ cucchiaino di sale

¼ cucchiaino di pepe nero macinato

Preparazione:

Riscaldare il forno a 175 gradi.

Mettere gli spinaci ed i broccoli in una pentola di acqua bollente. Cuocere per 2 minuti e togliere dal fuoco. Colare bene e mettere da parte a raffreddare per un po'.

Sbattere le uova, la senape, l'aneto, il sale ed il pepe in una terrina. Accantonare.

Nel frattempo, prendere una grande teglia da forno e disporre il formaggio sul fondo. Disporre lo strato successivo con gli spinaci ed i broccoli. Versarvi sopra il composto di uova. Mettere in forno e cuocere per circa 25-30 minuti, o fino a che prende consistenza.

Valori nutrizionali per porzione: Kcal: 244, Proteine: 17.8g, Carboidrati: 6,4 g, Grassi: 17.2g

17. Avocado grigliato in salsa al curry

Ingredienti:

1 grande avocado, snocciolato e tritato

¼ di tazza di acqua

1 cucchiaio di curry in polvere

2 cucchiai di olio d'oliva

1 cucchiaino di salsa di pomodoro

1 cucchiaino di prezzemolo fresco tritato

¼ cucchiaino di pepe rosso, macinato

¼ di cucchiaino di sale da cucina

Preparazione:

Riscaldare l'olio in una grande casseruola ad una temperatura medio-alta.

In una piccola ciotola, unire la polvere di curry, la salsa di pomodoro, il prezzemolo tritato, il peperoncino ed il sale marino. Aggiungere l'acqua e cuocere per circa 5 minuti, mescolando di tanto in tanto. Aggiungere l'avocado tritato, mescolare bene e far cuocere per altri 5 minuti, o fino a che tutto il liquido evapora. Spegnere il fuoco e coprire. Lasciar riposare per circa 15-20 minuti prima di servire.

Valori nutrizionali per porzione: Kcal: 341, Proteine: 2.5g, Carboidrati: 11.8g, Grassi: 34.1g

18. Verdure fritte con formaggio di campagna

Ingredienti:

½ tazza di ricotta

1 piccola cipolla, tritata

1 piccola carota, affettata

1 piccolo pomodoro, tritato

2 peperoni di medie dimensioni, tritati

½ cucchiaino di sale

1 cucchiaio di olio d'oliva

Preparazione:

Lavare ed asciugare le verdure con una carta da cucina. Tagliare a fette sottili o striscioline.

Riscaldare l'olio d'oliva in una grande casseruola a una temperatura medio-alta. Aggiungere le verdure e friggere per 10 minuti, mescolando continuamente. Aggiungere il sale e mescolare bene. Attendere fino a quando le verdure sono morbide, quindi aggiungere la ricotta. Mescolare bene. Friggere per altri 2-3 minuti. Togliere dal fuoco e servire.

Valori nutrizionali per porzione: Kcal: 121, Proteine: 6,6 g, carboidrati: 12.4g, Grassi: 5,7 g

19. Crema di porri

Ingredienti:

2 tazze di porri, tagliati

1 tazza di crema di formaggio

½ tazza di ricotta

1 cucchiaio di olio d'oliva

½ cucchiaino di sale

¼ cucchiaino di pepe nero macinato

Qualche foglia di timo

Preparazione:

Tagliare i porri a pezzetti e lavarli sotto l'acqua fredda, un giorno prima di servire. Lasciare tutta la notte in un sacchetto di plastica.

Riscaldare l'olio in una grande padella antiaderente ad una temperatura medio-alta. Aggiungere la ricotta e la crema di formaggio e friggere per circa 10 minuti. Aggiungere i porri, mescolare bene ed abbassare il fuoco. Friggere per 10 minuti, o fino a che sono morbidi. Togliere dal tegame e lasciar raffreddare. Decorare con foglie di timo. Aggiungere sale e pepe a piacere.

Valori nutrizionali per porzione: Kcal: 380, Proteine: 11.9g, Carboidrati: 12.0g, Grassi: 32.5g

20. Tonno con melanzane grigliate

Ingredienti:

450gr di filetti di tonno, senza pelle e senza lisca

1 melanzana grande, tagliata a bocconcini

2 cucchiai di aceto balsamico

1 cucchiaio di succo di limone

2 cucchiai di olio d'oliva

½ cucchiaino di sale

¼ cucchiaino di pepe nero macinato

2 cucchiai di salsa di pomodoro

1 cucchiaio di rosmarino fresco, tritato finemente

Preparazione:

Riscaldare il grill ad una temperatura medio-alta.

Mettere l'aceto, la salsa di pomodoro, il succo di limone, 1 cucchiaio di olio, il sale ed il pepe in un contenitore medio di vetro. Aggiungere le melanzane e coprire bene con la marinata. Mettere in frigorifero per 10 minuti.

Riscaldare l'olio rimanente in una padella antiaderente ad una temperatura medio-alta. Aggiungere la carne e cuocere per 7-10 minuti, mescolando di tanto in tanto. Togliere dal fuoco, aggiungere le melanzane grigliate. Spennellare la melanzana con la restante marinata.

Cuocere fino a quando si ammorbidiscono e servire con la carne.

Aggiungere un po' di sale e pepe se necessario.

Valori nutrizionali per porzione: Kcal: 307, Proteine: 31.4g, Carboidrati: 7.9g, Grassi: 16.5g

21.   Stufato giamaicano

Ingredienti:

4 tazze di fagioli neri, precotti

1 libbra di pomodori, a dadini

4 spicchi d'aglio, tritati

1 peperone di medie dimensioni, tritato

1 grossa cipolla, affettata

1 cucchiaino di curry in polvere

1 cucchiaino di condimento misto di verdure secche

1 cucchiaino di timo

1 cucchiaino di sale

1/4 cucchiaino di pepe nero macinato

1 pizzico di peperoncino jalapeno, tritato

Preparazione:

Mettere i fagioli in una pentola di acqua bollente. Cuocere fino a quando si ammorbidiscono. Toglierli dal fuoco e lasciarli riposare in acqua per 15 minuti.

Nel frattempo, riscaldare l'olio in una pentola capiente ad una temperatura medio-alta. Aggiungere le cipolle e l'aglio e 2 cucchiai di acqua. Far rosolare per qualche minuto fino a che sono morbidi. Aggiungere ora il peperoncino jalapeno, il peperone, il timo, il curry, la miscela di condimento vegetale, il sale ed il pepe. Cuocere per 5 minuti, mescolando di tanto in tanto.

Colare bene i fagioli e aggiungerli al piatto. Versarvi sopra la salsa di pomodoro e mescolare per amalgamare. Ridurre il fuoco al minimo e coprire con un coperchio. Cuocere per 40 minuti e togliere dal fuoco. Servire.

Valori nutrizionali per porzione: Kcal: 189, Proteine: 22.0g, Carboidrati: 66.5g, Grassi: 1,6 g

22. Crema di zucchine

Ingredienti:

4 zucchine medie, tritate

3 tazze di brodo vegetale, senza sale

1 tazza di latte scremato

1 cipolla di medie dimensioni, tritata

1 grande peperone tritato

1 cucchiaino di timo essiccato, tritato

1 cucchiaio di olio vegetale

1 cucchiaino di noce moscata

½ cucchiaino di sale

¼ cucchiaino di pepe nero macinato

1 cucchiaino di scorza di limone

Preparazione:

Riscaldare l'olio in una grande casseruola antiaderente ad una temperatura medio-alta. Aggiungere le cipolle e soffriggere per 5-6 minuti, o fino a quando sono dorate. Aggiungere il peperone, il timo, la noce moscata, le zucchine, il sale ed il pepe. Cuocere ancora per 2 minuti ed aggiungere brodo vegetale. Cuocere ancora 15 minuti, o fino a quando le verdure sono morbide.

Togliere dal fuoco e lasciate raffreddare per un po'. Trasferire in un frullatore e frullare fino ad ottenere un impasto omogeneo. Versare nella pentola ed aggiungere il latte. Ridurre il fuoco al minimo e coprire con un coperchio. Far cuocere per circa 15-20 minuti, o fino a cottura ultimata.

Servire.

Valori nutrizionali per porzione: Kcal: 69, Proteine: 4.4g, carboidrati: 7.8g, Grassi: 2,6 g

23. Pasta ai gamberetti

Ingredienti:

450g di pasta, cotta in precedenza

500gr di gamberetti, sgusciati e puliti

2 grandi peperoni, tritati

5 spicchi d'aglio, tritati

4 cucchiai di olio d'oliva

¼ di tazza di prezzemolo fresco tritato

5 cucchiai di succo di limone

1 cucchiaino di sale

½ cucchiaino di pepe nero macinato

Preparazione:

Cuocere la pasta seguendo le istruzioni sulla confezione. Togliere dal fuoco e colare bene.

Riscaldare l'olio in una grande padella antiaderente ad una temperatura medio-alta. Aggiungere i gamberetti e cuocere per 2 minuti. Aggiungere il succo di limone, il prezzemolo, i peperoni e mescolare bene. Cospargere con un po' di sale e pepe a piacere. Fate cuocere per altri 10 minuti, o fino a cottura ultimata. Togliere dal fuoco e servire con la pasta. Cospargere con origano e servire subito.

Valori nutrizionali per porzione: Kcal: 374, Proteine: 32.8g, Carboidrati: 36.0g, Grassi: 10.4g

24.　Tacchino asiatico

Ingredienti:

450gr di petto di tacchino, senza pelle e senza osso

1 cucchiaio di senape gialla

1 spicchio d'aglio, tritato

2 cucchiai di sciroppo d'acero

1 cucchiaio di tè verde

1 cucchiaino di zenzero, macinato

1 cucchiaio di olio di colza

½ cucchiaino di sale

¼ cucchiaino di pepe nero macinato

Preparazione:

Riscaldare il forno a 175 gradi.

Riscaldare l'olio di colza in una grande casseruola antiaderente ad una temperatura medio-alta. Aggiungere l'aglio, lo zenzero, lo sciroppo d'acero, ed il tè e cuocere per 3 minuti, mescolando di tanto in tanto. Cospargere con un po' di sale e pepe a piacere. Togliere dal fuoco e trasferire il composto in una ciotola capiente. Aggiungere la carne e ricoprire bene con la miscela. Mettere da parte per 20 minuti per consentire sapori di penetrare nella carne.

Mettere la carne con il liquido in una grande teglia. Mettere in forno e cuocere per 30 minuti. Togliere dal forno e staccare la pelle. Servire con verdure fresche.

Valori nutrizionali per porzione: Kcal: 361, Proteine: 39.3g, Carboidrati: 24.7g, Grassi: 11.2g

25. Insalata di lenticchie e avocado

Ingredienti:

4 tazze di lenticchie bianche, cotte, colate e sciacquate

1 avocado pelato, snocciolato e tritato

1 tazza di succo di limone

1 cipolla rossa di medie dimensioni, tagliata a dadini

2 spicchi d'aglio, tritati finemente

1 tazza di coriandolo fresco, tritato finemente

1 cucchiaino di peperoncino, macinato

½ cucchiaino di sale

1 cucchiaino di scorza di limone

Preparazione:

Mescolare il succo di limone, il peperoncino, il sale e la scorza di limone in una ciotola. Mescolare bene per amalgamare e mettere da parte.

Mettere le lenticchie in una pentola di acqua bollente. Cuocere fino a quando sono morbide e toglierle dal fuoco. Sciacquarle con acqua e trasferirle ad una grande insalatiera. Aggiungere la cipolla, l'aglio ed il coriandolo. Irrorare con la marinata e mescolare bene per amalgamare il tutto. Guarnire con pezzetti di avocado prima di servire.

Valori nutrizionali per porzione: Kcal: 540, Proteine: 34.3g, Carboidrati: 82.9g, Grassi: 8.3g

26. Gamberetti e verdure al forno

Ingredienti:

1 lattina di pomodori pelati a dadini,

1 lattina di ceci, colati

450gr di gamberetti, sgusciati e puliti

1 cipolla, tagliata a dadini medi

1 tazza di riso bianco, a grani lunghi

2 spicchi d'aglio, tritati

1 piccola zucchina, tagliata

3 tazze di brodo di pollo, non salato

2 peperoni di medie dimensioni, tritati

2 cucchiai di olio d'oliva

¼ di cucchiaino di sale

¼ cucchiaino di pepe nero macinato

Preparazione:

Riscaldare l'olio in una pentola profonda ad una temperatura medio-alta. Aggiungere la cipolla e l'aglio e soffriggere per 2-3 minuti o fino a doratura.

Aggiungere ora tutti gli altri ingredienti, tranne i gamberi. Mescolare bene e portare ad ebollizione, o fino a quando il tutto si addensa. Togliere dal fuoco e trasferire il composto in una teglia da forno di grandi dimensioni. Stendere il composto in modo uniforme e metterlo in forno. Cuocere in forno per 20 minuti, poi ricoprire con i gamberi. Cospargere un po' di sale e pepe se necessario. Cuocere in forno per altri 5 minuti, poi togliere dal forno. Lasciar raffreddare per un po' e servire.

Valori nutrizionali per porzione: Kcal: 252, Proteine: 18.0g, Carboidrati: 32.0g, Grassi: 5,7 g

27.   Zuppa di arance e carote

Ingredienti:

450gr di carote, a fettine

5 grandi arance, tagliate

1 tazza di brodo di pollo

90gr di patata, pelate e tritate

2 piccole cipolle, tritate

1 spicchio d'aglio, tritato

¼ di tazza di yogurt greco

1 cucchiaino di miele

1 cucchiaio di olio d'oliva

½ cucchiaino di zenzero, tritato

5 cucchiai di succo di limone

½ cucchiaino di sale

½ cucchiaino di pepe nero macinato

Preparazione:

Unire il succo di limone, la menta, il sale ed il pepe in una terrina. Mescolare bene e mettere da parte.

Riscaldare l'olio in una grande casseruola antiaderente ad una temperatura medio-alta. Aggiungere le carote, l'aglio e le cipolle e fate cuocere per circa 1-2 minuti. Aggiungere ora tutti gli altri ingredienti, tranne lo yogurt, e portare ad ebollizione. Ridurre il fuoco al minimo e coprire con un coperchio. Cuocere per altri 15 minuti ed aggiungere la miscela di limone. Fate cuocere per altri 5 minuti e togliere dal fuoco. Aggiungere lo yogurt. E' possibile guarnire con un paio di spicchi d'arancia prima di servire.

Valori nutrizionali per porzione: Kcal: 100, Proteine: 2.9g, Carboidrati: 19.3g, Grassi: 1.9g

28. Frullato di girasole

Ingredienti:

1 grande banana, schiacciata

1 pera di medie dimensioni, senza torsolo e tritata

1 tazza di yogurt greco

¼ di cucchiaino di cumino

1 cucchiaio di miele

1 cucchiaio di semi di girasole

Preparazione:

Unire la banana, la pera, lo yogurt, il cumino, ed il miele in un frullatore. Frullare fino ad ottenere un impasto liscio e versare in bicchieri di portata. Guarnire con i semi di girasole e mettere in frigo per 30 minuti prima di servire.

Valori nutrizionali per porzione: Kcal: 218, Proteine: 11.5g, Carboidrati: 39.2g, Grassi: 3.1g

29. Patate dolci e avena

Ingredienti:

1 tazza di fiocchi d'avena

1 tazza di patate dolci, pelate e tritate

¼ di tazza di datteri, snocciolati e tritati

1 tazza di latte di mandorla

1 cucchiaino di zenzero, macinato

½ cucchiaino di cannella

1 cucchiaino di miele liquido

¼ di cucchiaino di sale

Preparazione:

Immergere le patate dolci in acqua bollente. Cuocere fino a quando sono tenere e togliere dal fuoco. Colare bene e trasferire in un frullatore. Amalgamare bene e trasferire in una ciotola capiente.

Aggiungere il latte di mandorle, l'avena, lo zenzero, la cannella ed il miele. Cospargere con un pizzico di sale e mescolare bene per amalgamare.

Trasferire il composto in una padella media e cuocere per 10 minuti. Togliere dal fuoco e mantecare con i datteri.

Valori nutrizionali per porzione: Kcal: 597, Proteine: 9.9g, Carboidrati: 75.9g, Grassi: 31.6g

30. Insalata di fragole alla cannella

Ingredienti:

½ tazza di fragole, tagliate a metà

½ tazza di mirtilli

½ tazza di uva bianca

1 pera di medie dimensioni, senza torsolo e tritata

2 cucchiai di succo di limone, appena spremuto

1 tazza di crema di formaggio

1 cucchiaino di cannella, macinata

¼ di tazza di mandorle, tritate a grandi pezzetti

1 cucchiaio di semi di chia

Preparazione:

Unire il succo di limone, la crema di formaggio, la cannella ed i semi di chia in una terrina. Mescolare bene, amalgamare e mettere da parte.

Unire la frutta in una grande ciotola di insalata e mescolare. Cospargere con il condimento e mescolare energicamente. Guarnire con mandorle e conservare in frigorifero per 30 minuti prima di servire.

Valori nutrizionali per porzione: Kcal: 284, Proteine: 6.2g, Carboidrati: 14.7g, Grassi: 23.5g

31.   Polpette di carne con funghi

450gr di carne di manzo magra, macinata

2 tazze di brodo di carne o di pollo

2 piccole cipolle, tritate

2 uova grandi

1 tazza di latte scremato

1 tazza di funghi

¼ di tazza di pangrattato

1 cucchiaio di farina comune

1 cucchiaino di condimento di verdure in polvere

1 tazza di panna acida

½ cucchiaino di sale

¼ cucchiaino di pepe nero macinato

Preparazione:

Mettere le uova, il pane grattugiato, ed il latte in una ciotola. Aggiungere la carne ed impastare con le mani per amalgamare.

Riscaldare una padella antiaderente a una temperatura medio-alta. Formare le polpette e metterle in padella. Cuocere fino a doratura. Aggiungere i funghi, le cipolle ed i pezzetti di pollo. Abbassare il fuoco al minimo e coprire con un coperchio. Far cuocere per circa 25-30 minuti.

Nel frattempo, unire la farina, la panna acida, il sale ed il pepe in una ciotola a parte. Mescolare bene e versare il composto nella padella. Cuocere fino a quando il composto si è addensato. Togliere dal fuoco e servire caldo.

Valori nutrizionali per porzione: Kcal: 226, Proteine: 22.4g, Carboidrati: 8.0g, Grassi: 11.2g

32. Salmone grigliato con verdure

Ingredienti:

900gr di filetti di salmone, senza pelle e senza lisca

1 tazza di aceto di vino rosso

2 cucchiai di olio d'oliva

2 cucchiai di sciroppo d'acero

2 spicchi d'aglio, tritati

1 tazza di fagiolini, tagliati e tritati

1 tazza di cavolfiore, tritato

2 piccole carote, tritate

½ cucchiaino di sale

¼ cucchiaino di pepe nero macinato

Preparazione:

Mettere i fagiolini, il cavolfiore e le carote in una pentola di acqua bollente. Cuocere per 10 minuti, o fino a quando le verdure si ammorbidiscono. Togliere dal fuoco e mettere da parte.

Riscaldare l'olio in una grande padella ad una temperatura medio-alta. Aggiungere l'aceto, lo sciroppo, e l'aglio. Saltare in padella per 1 minuto ed aggiungere la carne. Portare ad ebollizione, poi abbassate la fiamma. Coprire con un coperchio e cuocere per 5 minuti, mescolando di tanto in tanto.

Valori nutrizionali per porzione: Kcal: 284, Proteine: 30.2g, Carboidrati: 9,1 g, Grassi: 14.1g

33. Insalata di carote e tacchino

Ingredienti:

450gr di petti di tacchino, senza pelle e senza ossa

140gr di lattuga romana

3 grandi carote grattugiate,

¼ di tazza di parmigiano, grattugiato

5 cucchiai di olio d'oliva

1 cucchiaino di salsa Worcestershire

1 cucchiaio di aceto balsamico

1 spicchio d'aglio, tritato

1 cucchiaio di succo di limone

½ cucchiaino di sale

½ cucchiaino di pepe nero macinato

Preparazione:

Unire l'olio, la salsa, l'aceto, l'aglio, il succo di limone, il sale ed il pepe in una piccola ciotola o un vaso. Mescolare bene ed amalgamare. Mettere la carne in una ciotola di vetro e ricoprire con la marinata. Mettete in frigo per almeno 1 ora.

Riscaldare una grande padella antiaderente ad una temperatura medio-alta. Aggiungere la carne e cuocere per 5 minuti per ogni lato. Aggiungere le carote e cuocere per altri 2 minuti. Togliere dal fuoco e tagliare a bocconcini, o striscioline.

Su un piatto da portata, fare uno strato sottile di lattuga e disporvi sopra la carne e le carote. Cospargere con il formaggio grattugiato ed un pizzico di sale e pepe a piacere.

Valori nutrizionali per porzione: Kcal: 340, Proteine: 24.1g, Carboidrati: 12.4g, Grassi: 22.2g

34.   Involtini ai funghi

Ingredienti:

450gr di funghi champignon, tritati finemente

1 tazza di cipollotti, tritati finemente

1 tazza di scalogno tritato finemente

1 tazza di mais surgelati, scongelati

2 cucchiai di coriandolo tritato

½ cucchiaino di pepe rosso, macinato

2 spicchi d'aglio, tritati

1 cucchiaino di zenzero grattugiato

1 cucchiaino di scorza di limone

½ tazza di succo di limone

½ bicchiere di crema di formaggio

1 cucchiaino di menta, tritata finemente

½ cucchiaino di sale

4 foglie di lattuga

Preparazione:

Mescolare la crema di formaggio, il succo di limone, la scorza di limone, il peperoncino, l'aglio e lo zenzero in una ciotola media e mettere da parte.

Riscaldare una grande casseruola antiaderente ad una temperatura medio-alta. Aggiungere i funghi, gli scalogni, i cipollotti ed 1 tazza di acqua. Aggiungere il composto di panna e cuocere per 5 minuti. Aggiungervi il mais, il coriandolo, e cospargere con un po' di sale ed pepe a piacere. Far cuocere per altri 2 minuti e poi togliere dal fuoco. Lasciar raffreddare per un po'.

Disporre le foglie di lattuga sui piatti da portata e con un cucchiaio versarvi il composto. Avvolgere in forma di involtini e servire.

Valori nutrizionali per porzione: Kcal: 205, Proteine: 8,8 g, carboidrati: 22,5 g, Grassi: 11.1g

35.   Spinaci speziati texani

Ingredienti:

2 tazze di piselli melanoftalmici, precotti

2 tazze di spinaci freschi, tritate

1 pomodoro, tagliato a dadini medi

2 tazze di mais

2 piccole cipolle, tritate

2 peperoni rosso, tritati

2 spicchi d'aglio, tritati

1 piccolo peperoncino jalapeno, tritato

Per il condimento:

2 cucchiai di aceto balsamico

2 cucchiai di olio d'oliva

½ cucchiaino di pepe rosso, macinato

1 cucchiaino di sale

¼ cucchiaino di pepe rosso, macinato

1 cucchiaino di cumino, macinato

Preparazione:

Mescolare tutti gli ingredienti del condimento e mettere da parte per consentire che i sapori mescolino.

Mettere i piselli in una pentola di acqua bollente e cuocere fino a che sono morbidi. Toglierli dal fuoco e colare bene. Trasferire i fagioli in una grande ciotola. Aggiungere gli altri ingredienti, tranne gli spinaci, e mescolare bene.

Mettere una manciata di spinaci su un piatto di portata. Guarnire con la miscela fatta in precedenza. Condire ed aggiungere un po' di sale, se necessario. Servire.

Valori nutrizionali per porzione: Kcal: 181, Proteine: 7.1g, Carboidrati: 28.5g, Grassi: 6.2g

36.   Frullato di cavoli dolci

Ingredienti:

2 tazze di cavolo fresco tritato

1 grande banana, tritata

1 tazza di latte di mandorla

1 mela di medie dimensioni, senza torsolo e tritata

1 cucchiaio di miele

1 cucchiaio di noci

Preparazione:

Unire tutti gli ingredienti, tranne le noci, in un frullatore. Frullare fino ad avere un impasto liscio e versare in bicchieri di portata. Guarnire con le noci e conservare in frigorifero per 1 ora prima di servire.

Valori nutrizionali per porzione: Kcal: 322, Proteine: 4,5 g, carboidrati: 35.7g, Grassi: 20.9g

37. Pollo cremoso

Ingredienti:

340gr di petti di pollo, senza pelle e senza osso

1 cucchiaio di burro fuso

½ tazza di formaggio cheddar, sbriciolato

½ bicchiere di crema di formaggio

2 cucchiai di prezzemolo fresco tritato

1 cucchiaino di pepe di Cayenna, macinato

1 cucchiaino di sale

¼ cucchiaino di pepe nero macinato

Preparazione:

Sciogliere il burro in una padella antiaderente ad una temperatura medio-alta. Aggiungere i pezzi di pollo e cuocere per 10 minuti o fino a doratura.

Aggiungere e mescolare la crema di formaggio, il prezzemolo ed il pepe di Cayenna. Cospargere con un po' di sale e pepe e cuocere per 2 minuti. Togliere dal fuoco e lasciate raffreddare per un po'.

Servire con riso, pasta o verdure fresche.

Valori nutrizionali per porzione: Kcal: 463, Proteine: 40.6g, Carboidrati: 1.9g, Grassi: 32.1g

38.   Finocchi con le arance

Ingredienti:

2 tazze di finocchi, tagliati e tritati

5 grandi arance, tagliate

3 tazze di rucola

2 tazze di fagioli bianchi, precotti

2 cucchiai di succo di limone

2 cucchiai di aceto balsamico

½ cucchiaino di condimento misto di verdure in polvere

¼ cucchiaino di pepe dolce, macinato

½ cucchiaino di sale

¼ di cucchiaino di pepe nero macinato

Preparazione:

Mescolare il succo di limone, l'aceto, il mix di verdure in polvere, i peperoni, il sale ed il pepe in una terrina. Mettere da parte per permettere ai sapori di amalgamarsi.

Versare i fagioli in una pentola di acqua bollente. Cuocerli fino a quando sono morbidi e toglierli dal fuoco. Colare bene e trasferire in una grande ciotola di insalata. Aggiungere le arance, i finocchi e la rucola e mescolare bene per amalgamare

Versare il condimento sull'insalata e servire subito.

Valori nutrizionali per porzione: Kcal: 312, Proteine: 17.9g, Carboidrati: 61.7g, Grassi: 0,9 g

39. Stufato di zucca con semi di cumino

Ingredienti:

450gr di zucca, pelata e tritata

1 cipolla di medie dimensioni, tritata

2 spicchi d'aglio, tritati

2 grandi carote, affettate

2 gambi di sedano, tritati

2 cucchiai di concentrato di pomodoro

1 tazza di cipollotti, tritati

½ cucchiaino di semi di cumino, tostati

4 tazze di brodo vegetale

1 cucchiaio di olio d'oliva

½ cucchiaino di sale

¼ cucchiaino di pepe nero macinato

Preparazione:

Riscaldare l'olio in una pentola profonda ad una temperatura medio-alta. Aggiungere le cipolle, l'aglio e la carota e soffriggere per 3 minuti, o fino a doratura. Aggiungere circa 2-3 cucchiai di acqua, i semi di cumino, le fette di zucca ed il concentrato di pomodoro. Versare il brodo vegetale e mescolate tutto bene. Ridurre il fuoco al minimo e coprire con un coperchio. Far bollire per 40 minuti, o fino a quando la zucca è morbida.

Aggiungere ora il sedano e cuocere per altri 5 minuti. Togliere dal fuoco e disporvi sopra i cipollotti. Servire.

Valori nutrizionali per porzione: Kcal: 86, Proteine: 3.8g, Carboidrati: 10.3g, Grassi: 2.7g

40. Mele croccanti al forno

Ingredienti:

1kg e 350gr di mele verdi, senza torsolo e affettate

1 cucchiaino di cannella, macinata

1 cucchiaino di zenzero, macinato

2 cucchiai di amido di mais

1 cucchiaino di sciroppo d'acero

Per il condimento:

1 cucchiaino di sciroppo d'acero

1 cucchiaio di miele

3 cucchiai di burro

½ cucchiaino di cannella, macinata

2 cucchiai di salsa di mele

1 cucchiaino di estratto di vaniglia

1 tazza di fiocchi d'avena

½ cucchiaino di sale

Preparazione:

Riscaldare il forno a 185 gradi.

Unire le mele, lo zenzero, l'amido di mais, lo sciroppo d'acero, il miele e la cannella in una grande ciotola. Mescolare bene per ricoprire le mele.

Mescolare bene tutti gli ingredienti del condimento in una grande ciotola ed amalgamare.

Stendere il composto di mele su un grande foglio di cottura. Aggiungere un altro strato di condimento e mettere in forno. Cuocere per 15 minuti quindi ridurre la temperatura a 175 gradi. Cuocere in forno fino a doratura.

Valori nutrizionali per porzione: Kcal: 145, Proteine: 1,7 g, carboidrati: 24.6g, Grassi: 5.2g

41. Muesli alle mandorle

Ingredienti:

1 tazza di fiocchi d'avena

2 cucchiai di mandorle, tritate a grandi pezzi

½ tazza di datteri, snocciolati e tritati

½ cucchiaino di cannella, macinata

1 grande banana, affettata

½ tazza di latte di mandorle

5 cucchiai di noce di cocco, tostata

Preparazione:

Unire tutti gli ingredienti, tranne le mandorle, in una grande ciotola in vetro. Mescolare bene per amalgamare e mettere in frigo per 15 minuti. Guarnire con mandorle prima di servire.

Valori nutrizionali per porzione: Kcal: 559, Proteine: 10.3g, Carboidrati: 83.6g, Grassi: 24.5g

42. Involtini di bietola svizzera e tacchino

Ingredienti:

900gr di filetti di tacchino, macinati

12 grandi foglie di bietola

1 cipolla di medie dimensioni, tritata

3 cucchiai di basilico fresco tritato

5 spicchi d'aglio, tritati

½ cucchiaino di timo secco, macinato

5 tazze di brodo vegetale

¼ di tazza di basilico fresco, tritato

1 cucchiaio di olio d'oliva

1 tazza di riso bianco, a grani lunghi, precotto

½ cucchiaino di sale

¼ cucchiaino di pepe nero macinato

Preparazione:

Riscaldare il forno a 175 gradi

Immergere le bietole in una pentola di acqua bollente. Cuocerle per 20 minuti fino a ammorbidirle. Sciacquarle con acqua fredda e colarle bene. Mettere da parte.

Riscaldare l'olio in padella larga ad una temperatura medio-alta. Aggiungere la carne e distribuirla nella pentola. Cuocere per 10 minuti, poi aggiungere 2 tazze d'acqua. Cuocere fino a quando l'acqua evapora. Togliere dal fuoco e mettere da parte.

Ora, mettere il riso in una pentola profonda e aggiungere 2 tazze di acqua. Cuocere fino a quando l'acqua evapora, o fino a cottura ultimata. Togliere dal fuoco e mettere da parte.

Unire le cipolle, l'aglio e 2 cucchiai di acqua in una grande casseruola antiaderente ad una temperatura medio-alta. Aggiungervi il timo, il basilico, il brodo ed il riso. Cuocere fino a quando bolle, poi aggiungere la carne e mescolate bene. Coprire con un coperchio e ridurre la fiamma al minimo. Far cuocere per circa 20-25 minuti e togliere dal fuoco. Cospargere con un po' di sale e pepe.

Stendere le foglie di bietola su una superficie pulita e versare con un cucchiaio il composto di carne e riso nel mezzo delle foglie. Arrotolare e infilare le estremità. Mettere gli involtini in una pirofila profonda e versare acqua sufficiente a coprire tutti gli involtini. Coprire ed infornare. Cuocere in forno per 25 minuti, o finché sono teneri. togliere dal fuoco e servire caldi.

Valori nutrizionali per porzione: Kcal: 225, Proteine: 26.2g, Carboidrati: 15.6g, Grassi: 5,7 g

43. Frullato di cocco, fragole e banana

Ingredienti:

1 banana grande

1 tazza di fragole surgelate

1 tazza di latte di mandorla

1 cucchiaio di cacao in polvere

1 cucchiaio di miele

1 cucchiaio di semi di chia

Preparazione:

Unire tutti gli ingredienti in un frullatore e frullare fino ad ottenere un composto liscio. Trasferire il composto in bicchieri di portata e mettere in frigo per 20 minuti prima di servire.

Valori nutrizionali per porzione: Kcal: 272, Proteine: 3.1g, Carboidrati: 27.6g, Grassi: 20.1g

ALTRI TITOLI DELLO STESSO AUTORE

70 ricette efficaci per prevenire e risolvere i vostri problemi di sovrappeso: bruciate velocemente le calorie con una dieta appropriata ed una alimentazione intelligente

di
Joe Correa CSN

48 ricette per risolvere i problemi di acne: un modo veloce e naturale per porre fine ai vostri problemi di acne in meno di 10 giorni!

di
Joe Correa CSN

41 ricette per prevenire l'Alzheimer: riducete o eliminate il vostro stato di Alzheimer in 30 giorni o meno!

di
Joe Correa CSN

70 ricette efficaci contro il cancro al seno: per prevenire e combattere il cancro al seno con una alimentazione intelligente e cibi efficaci.

di
Joe Correa CSN

www.ingramcontent.com/pod-product-compliance
Lightning Source LLC
Chambersburg PA
CBHW051036030426
42336CB00015B/2904